HYGIÈNE MILITAIRE

L'ALCOOL

SON UTILITÉ — SES DANGERS

CONFÉRENCE FAITE A MM. LES OFFICIERS
PENDANT SON STAGE AU 100e RÉGIMENT D'INFANTERIE

PAR

Le Dr Louis DUPRÉ
Médecin-major de 2e classe
Ancien chef de clinique à la Faculté de Montpellier
Médecin consultant aux eaux de Cauterets

MONTPELLIER
IMPRIMERIE CENTRALE DU MIDI
(Hamelin Frères)
1888

HYGIENE MILITAIRE

L'ALCOOL

SON UTILITÉ — SES DANGERS

CONFÉRENCE FAITE A MM. LES OFFICIERS
PENDANT SON STAGE AU 100e RÉGIMENT D'INFANTERIE

PAR

Le Dr Louis DUPRÉ
Médecin-major de 2e classe
Ancien chef de clinique à la Faculté de Montpellier
Médecin consultant aux eaux de Cauterets

MONTPELLIER
IMPRIMERIE CENTRALE DU MIDI
(Hamelin Frères)

1888

HYGIÈNE MILITAIRE

L'ALCOOL

SON UTILITÉ — SES DANGERS

MESSIEURS,

Nouveau venu au 100e régiment d'infanterie, je me plaisais à vivre dans le calme et la sérénité qui résultaient pour moi de l'accueil bienveillant avec lequel vous m'aviez reçu et des relations amicales que je m'étais faites parmi vous, lorsque tout à coup les circonstances me font, pour ainsi dire, un devoir de prendre la parole à cette place et viennent me créer le périlleux honneur d'avoir à vous entretenir de quelques questions relatives à l'hygiène du soldat.

Ce n'est pas sans quelque hésitation que je me suis décidé à accomplir la tâche qui m'incombe; ce qui a contribué le plus à m'y déterminer, c'est, d'une part, l'occasion favorable pour moi qui se présente de vous exprimer toute ma gratitude, c'est aussi l'assurance que j'ai de trouver en vous, dans ces causeries plutôt que conférences sur l'hygiène, la sympathie et la bienveillance dont vous m'avez toujours honoré, toute l'indulgence, en un mot, dont j'ai besoin et dont, je le sais, vous êtes capables.

Des voix plus autorisées que la mienne ont pu jusqu'à ce

jour et pourront ultérieurement entrer devant vous dans les détails intimes et techniques propres à l'hygiène militaire.

Mon trop court passage parmi vous me permettra toutefois d'aborder l'étude des *principales habitudes du soldat*, que je trouve nettement formulées dans cette paraphrase théâtrale :

Vive le vin, l'amour et le tabac !
Voilà le refrain du bivouac.

L'hygiène, vous le savez, Messieurs, est cette partie des sciences médicales qui a pour objet d'étude le maintien de la santé parfaite et l'éloignement de toute cause de maladie. Nos habitudes pouvant devenir des causes morbigènes, certaines de ces habitudes étant propres à telle ou telle profession, je me propose d'étudier devant vous celles qui sont plus spéciales à la vie militaire.

Ne vous attendez pas cependant à me voir passer successivement en revue les trois habitudes principales du soldat que je vous signalais tout à l'heure.

Si ma tête était couverte de cheveux blancs, j'aurais eu le courage d'aborder la seconde, bien plus délicate à traiter que les deux autres.

Je ne retiendrai donc que la première, le vin ou mieux l'alcool, et la troisième, le tabac.

Je n'ai nullement l'intention d'insister ici sur le côté chimique de l'alcool. Sa formule est, vous le savez, $C^4 H^6 O^2$, c'est-à-dire qu'il entre dans sa composition quatre équivalents de carbone, six d'hydrogène et deux d'oxygène. L'alcool est donc une substance ternaire et respiratoire, comme les appelait Liebig, contrairement à celles qu'il qualifiait de plastiques et qui contiennent, en plus des trois corps simples précédents, l'azote.

Tandis que, pour cet auteur, les premières substances (ternaires) seraient destinées à être brûlées dans l'économie, d'où le nom de respiratoires, les secondes, ou quaternaires, y seraient au contraire assimilées, c'est-à-dire entreraient à un moment donné dans la constitution même des divers tissus.

Je ne vous parlerai pas davantage du mode de préparation de l'alcool, qui se retire habituellement du vin, où il est contenu, par distillation. Mais j'insisterai bien plutôt sur sa provenance souvent bien différente de celle que je viens de vous indiquer. L'alcool, en effet, n'est pas toujours de provenance vinique. On peut l'extraire de bien des substances différentes, le sucre, par exemple, et les divers fruits qui en contiennent, carotte, betterave, etc., etc. Enfin il existe des alcools monoatomiques, alcool ordinaire ou éthylique, les alcools méthylique, propylique, butylique, amylique, etc.; sans parler des alcools biatomiques ou glycols, tétratomiques (glycérine), etc. L'alcool éthylique, qui est celui du vin, est aussi, disons-le de suite, le meilleur, le plus inoffensif entre tous, du moins dans certaines limites.

Les eaux-de-vie de grains et de betterave, au contraire, sont très-préjudiciables, en raison de la quantité énorme qu'elles contiennent d'alcool amylique, le plus toxique de tous les alcools.

Plus cher que les autres, l'alcool vinique ou éthylique a des effets moins mauvais, moins désastreux, que ses congénères émanés de toute autre source. C'est pourtant celui que, pour des raisons mercantiles et pécuniaires, on se procure beaucoup plus difficilement. Aussi peut-on dire avec raison que, généralement, les effets fâcheux de l'alcool sont en raison inverse de sa cherté.

Si l'officier peut facilement, par ses connaissances pratiques et scientifiques, ainsi que par sa situation, rester à l'abri des inconvénients résultant de l'usage de l'alcool de mauvaise qualité, il en est tout autrement du soldat, qui à vil prix trouve, le mot n'est pas trop fort, de quoi s'empoisonner dans les débits, les estaminets ou les petits cafés qu'il fréquente.

Je ne crois pas avoir besoin d'ajouter que : l'alcool proviendrait-il du vin, sa plus noble origine, cela ne constitue pas nécessairement, et dans tous les cas, une suffisante garantie.

Aujourd'hui surtout que, à la faveur du fléau qui depuis si longtemps dévaste nos vignobles, aujourd'hui que l'importation est si active et l'exportation si peu considérable, aujourd'hui enfin que l'on peut, même *sans raisin,* fabriquer du vin qui a toute l'apparence et même le goût de nos meilleurs crus, l'alcool obtenu par distillation vinique n'est pas nécessairement dépourvu des effets désastreux propres aux alcools de mauvaise nature, effets depuis déjà longtemps signalés et bien étudiés expérimentalement par le docteur Rabuteau.

Tout dépend de la provenance, non-seulement de l'alcool obtenu par la distillation, mais encore de celui qui a été introduit dans le vin au moment même de sa fabrication.

Ce que je viens de dire par rapport au vin est entièrement applicable à la plupart des liqueurs ou, mieux, des liquides alcooliques livrés à la consommation.

Pour mettre sous vos yeux l'éloquence brutale des chiffres, permettez-moi d'emprunter quelques lignes au remarquable rapport que vient de publier, il y a à peine quelques jours, mon éminent compatriote M. Henri Marès, membre correponsdant de l'Institut. Il s'exprime en ces termes :

« Il ne s'agit donc plus actuellement de discuter si l'on tolérera ou si l'on interdira le vinage : la France le subit par l'introduction des vins étrangers, pour laquelle elle s'est imprudemment liée pour dix années, et elle le subit en de si énormes proportions et avec tels abus, que jamais, à aucune époque, tant que le vinage a été libre jusqu'à la fin de 1864, on n'a consommé tant de vin viné ! Ajoutons qu'autrefois on vinait avec de bons alcools de vin français, tandis qu'aujourd'hui on vine les vins étrangers qu'on introduit en France avec de mauvais alcools, tirés pour la plupart de la distillation des pommes de terre allemandes. »

C'est sur cette dernière phrase que je désirais appeler votre attention : si un pareil commerce est déplorable pour l'industrie française, votre patriotisme ne se révolte-t-il pas à la seule pensée que nous pouvons boire un produit qui nous vient de l'autre côté du Rhin ?

Un peu plus loin, M. Marès ajoute :

« Le chiffre de la consommation des alcools de vinage est fait pour arrêter l'attention. Tandis que, sous l'influence de la liberté du vinage, on ne consommait pour toute la France, à l'intérieur, et pour une production moyenne de 40 à 51 millions d'hectolitres de vin, que 60 mille hectolitres d'alcool (presque tout de vin), le vinage des seuls vins étrangers introduits en France consomme actuellement plus de 500 mille hectolitres d'alcools d'industrie, tirés de la pomme de terre, de la betterave, des grains, etc. »

La qualité de l'alcool ingéré est donc très-importante à connaître au point de vue hygiénique. Pour vous donner, Messieurs, une idée de l'importance que l'on donne à tous ces vils trafics, on a promis au savant qui découvrira un moyen précis pour reconnaître à quelle espèce d'alcool on a affaire dans tel ou tel mélange, on a promis, dis-je, un prix de cinquante mille francs.

Si je n'insiste pas davantage sur ce côté extrêmement important en hygiène, c'est parce qu'il a été traité et étudié à fond par le docteur Rabuteau, dont je vous parlais tout à l'heure, et que cette étude m'entraînerait à des détails de chimie pure et de pathologie médicale que je n'ai nullement le désir d'aborder ici, devant vous.

Si quelqu'un parmi vous désirait approfondir ce problème, aussi difficile que délicat, je le renverrais aux remarquables travaux comme aux patientes et minutieuses recherches de ce savant, passé peut-être un peu trop inaperçu.

Laissant donc de côté les alcools de provenance suspecte, alcools dits de mauvaise qualité, alcools très-préjudiciables au point de vue de la conservation de la santé, et me supposant toujours en présence d'un alcool d'origine noble, d'un alcool vinique vrai, je désire me poser et résoudre devant vous la double question suivante :

En quoi cet alcool est-il utile à l'homme et plus spécialement au soldat ?

En quoi peut-il lui devenir nuisible ?

Pour y répondre, il nous sera nécessaire de tenir compte de la quantité d'alcool ingéré, de la forme sous laquelle on l'ingère, enfin du moment de la journée où il est absorbé, moment dont les rapports avec l'heure des repas sont des plus utiles à connaître.

Et d'abord la quantité.

Chacun sait que les doses faibles d'alcool produisent un mouvement d'excitation générale, ayant pour effet de favoriser et d'accroître les diverses fonctions de l'organisme. La température du corps s'élève légèrement sous son influence stimulante. C'est ainsi qu'une faible dose d'alcool prise au moment du repas, ou aussitôt après, a pour effet immédiat de favoriser la digestion, de rendre plus actives la circulation et la respiration, de stimuler favorablement le système nerveux, de rendre plus grande l'intelligence, plus lucide l'idéation, d'accroître en un mot les diverses fonctions organiques.

Il n'est pas jusqu'aux organes génito-urinaires qui ne soient à leur tour impressionnés par cette excitation générale favorable. La miction ou urination est accrue et facilitée. Les appétits génésiques eux-mêmes sont réveillés ou surexcités.

On peut dire, d'une manière générale, que l'ingestion de l'alcool à doses modérées a pour conséquence immédiate un certain bien-être général de l'organisme tout entier. Sous l'influence de ce stimulant, l'homme se sent bien vivre, il est d'une humeur agréable ; de là le proverbe si répandu et si universellement connu : « Noyer ses ennuis dans le vin. » De là aussi l'utilité et l'usage aussi répandu de cette boisson, ou de toute autre substance alcoolique, bière, cidre, etc., au moment même du repas.

Mais, si les effets de l'alcool à dose modérée, dans les conditions que je viens de signaler et dans celles que j'aurai à préciser par la suite, sont habituellement favorables, il s'en faut de beaucoup qu'il en soit toujours et nécessairement ainsi. A côté de l'avantage se trouve en effet ici, comme partout d'ailleurs, l'inconvénient, le danger que je dois en même temps vous faire connaître.

En raison, en effet, de ce bien-être général qui résulte habituellement de l'usage de l'alcool à dose modérée, on peut avoir de la tendance à recourir à la reproduction d'un tel résultat, soit trop fréquemment, soit surtout avec trop d'intensité.

Des effets différents en sont la conséquence dans la plupart des cas. La répétition trop fréquente, en effet, de cette excitation salutaire et favorable lorsqu'elle est rare, peut avoir pour conséquence un affaiblissement du système nerveux, de la sensibilité en particulier : d'où une faiblesse, un ralentissement plus ou moins marqué des diverses fonctions, résultant précisément de l'abus de cette même substance que nous avons vue tout à l'heure exercer une action si favorable.

Par le fait même de l'habitude, ces fonctions digestives, ou autres, finiront par ne plus pouvoir s'accomplir qu'à la faveur de l'ingestion de nouvelles doses d'alcool, devenu dès lors l'excitant normal et nécessaire à leur accomplissement régulier. C'est là qu'est le danger, auquel il sera temps encore d'obvier et de mettre obstacle.

Ce qui arrive d'ailleurs là pour l'alcool se produit également pour la plupart des substances toxiques (tabac, morphine, arsenic), qui, après avoir été utiles à doses modérées, nécessitent chez ceux qui en abusent l'accroissement incessant et progressif des doses employées, ce qui conduit insensiblement à l'empoisonnement, à la cachexie et à la mort.

Je n'insiste pas davantage sur ces effets funestes de l'alcool, sur lesquels j'aurai à revenir d'ailleurs ultérieurement et à maintes reprises. Je désire vous dire un mot à présent des effets de cette substance à dose massive.

Lorsque, au lieu de s'en tenir aux doses faibles et provocatrices du bien-être général dont je vous ai parlé, on ingère l'alcool à doses *considérables ou massives, on obtient des effets* diamétralement opposés à ceux que l'on se proposait d'obtenir.

Vous connaissez, Messieurs, ces résultats malheureusement trop fréquemment observés encore de nos jours, malgré la sévérité des lois, malgré la rigueur de nos règlements et de notre justice militaires. Combien de punitions, de flétrissures, de dégradations, de condamnations même, pourraient être évitées si le vice de l'ivrognerie n'était si fréquent ou si répandu!

Mais ce n'est pas encore cet effet désastreux de l'alcool que je tiens à vous signaler. Je désire attirer votre attention sur des effets de cette substance encore plus funestes, si c'est possible, que les précédents. Je veux parler de l'alcoolisme aigu, se traduisant à un moment donné par un état d'excitation extrême, comme les attaques épileptiformes que l'on observe souvent sous son influence et qui surviennent tout à coup chez un individu fort et robuste, jouissant jusque-là de la santé la plus parfaite en apparence. Je veux vous parler également de cet état d'affaissement général, d'inertie absolue, de collapsus complet, qu'accompagne souvent une réfrigération générale parfois extrême, mais plus marquée aux extrémités (membres, face), et dans lesquels l'alcoolique sans connaissance reste immobile là où il tombe (dans la rue, par exemple) et meurt souvent sur place, de froid quelquefois, et le plus souvent par le fait seul de l'intoxication alcoolique à laquelle il est en proie, à moins qu'on n'arrive à temps pour combattre celle-ci par les divers moyens médicaux destinés à cet usage, moyens qui, je dois l'ajouter aussitôt, ne sont pas toujours couronnés de succès.

Y a-t-il, Messieurs, quelque chose de plus triste que cette dégradation de l'homme que ses habitudes placent au-dessous de la brute et exposent à trouver la mort pour ainsi dire subite, là où il espérait trouver un accroissement de vie.

Ces effets de l'alcool s'observent surtout à la suite de libations alcooliques très-copieuses.

Ces effets si diamétralement opposés sont aujourd'hui parfaitement connus des médecins, qui, dans les maladies qu'ils ont à traiter, trouvent dans un même moyen une action toujours précieuse, souvent opposée, excitante ou déprimante suivant que la dose administrée en est forte ou faible.

Je n'ai pas besoin d'ajouter que les doses toxiques ne sont jamais administrées dans ces conditions; mais, sans les atteindre, le médecin a parfois besoin de demander à l'alcool son action déprimante, que ne lui fournirait pas, du moins d'une manière aussi utile, dans un cas donné, l'emploi de tout autre médicament analogue ou succédané.

L'alcool, vous le voyez, Messieurs, est, d'après la dose à laquelle il est administré ou les conditions au milieu desquelles on y a recours, tantôt un moyen hygiénique, tantôt un médicament, tantôt un toxique de premier ordre.

Vous entendrez souvent dire que chacun de nous offre à l'alcool une résistance particulière et inégale. Il y a là moins une différence de tempérament ou de susceptibilité individuelle qu'une habitude plus ou moins grande, une tolérance déjà acquise, par suite de l'ingestion de doses plus ou moins variables comme fréquence et comme quantité, pour chaque cas déterminé.

Cette excitation fonctionnelle particulière que nous avons vue tout à l'heure résulter de l'ingestion de doses faibles d'alcool peut être sagement et prudemment utilisée en particulier chez le soldat, lorsque la température du climat ralentit considérablement les fonctions nutritives, par l'action déprimante qu'elle exerce sur le système nerveux (chaleur excessive ou froid intense); il en est de même lorsque les besoins de la guerre exigent de lui une suractivité d'action, l'abnégation de lui-même, que le patriotisme, il est vrai, développe plus encore que l'alcool. Celui-ci, dans les conditions diverses où l'homme se trouve placé, l'aide puissamment à surmonter les privations parfois longues, souvent pénibles, toujours imprévues, auxquelles il est soumis.

Les accidents alcooliques généraux aigus ne sont pas les seuls qu'on observe à la suite de l'ingestion trop fréquemment répétée, trop abondante ou à l'état de concentration trop grande, de l'alcool.

On voit en effet, sous les mêmes influences, des accidents locaux se produire surtout du côté du tube digestif; et cela se conçoit sans beaucoup de difficulté, vu que l'alcool ingéré est, avant que se produise son absorption, contenu dans les cavités digestives, sur les parois desquelles il peut librement exercer toute son action excitante, irritante ou même inflammatoire; sans parler des accidents dont la bouche ou l'œsophage (conduit musculo-membraneux qui amène les aliments de l'arrière-gorge dans l'estomac) peuvent être le siége.

Ces accidents se traduisent par une sécheresse particulière, un état d'empâtement (saburres) des parties, le lendemain de libations alcooliques trop abondantes. Ils constituent le premier degré d'irritation locale alcoolique; sans parler des vomissements ou de la diarrhée, dont la production, très-souvent salutaire, ne survient, hélas! pas toujours, ni toutes les fois qu'ils seraient utiles.

Je vous signalerai comme survenant quelquefois, exceptionnellement pourtant, l'inflammation aiguë des voies digestives, principalement de l'estomac (gastrite), dans lequel l'alcool séjourne plus longtemps que partout ailleurs, immédiatement après son ingestion et avant que se produise soit le phénomène de l'absorption, soit le passage du liquide alcoolique de l'estomac dans l'intestin à travers le pylore, qui ne permet ce passage que d'une façon intermittente et tout à fait momentanée.

Enfin l'inflammation aiguë de l'intestin (entérite) peut, moins souvent cependant que la gastrite, et pour les raisons que je viens d'indiquer, se produire à la suite de libations alcooliques trop copieuses ou de l'ingestion de liquides alcooliques trop concentrés.

Si les accidents alcooliques aigus sont, à part l'ivrognerie, d'une manière générale peu fréquemment observés, il s'en faut de beaucoup qu'il en soit de même des accidents compris sous le nom générique d'alcoolisme chronique.

Ici, comme tout à l'heure, ce sont les organes digestifs qui sont les premiers en cause et qui ouvrent la scène morbide; c'est la gastrite alcoolique chronique et l'entérite de même nom qui se traduisent l'une et l'autre par des troubles digestifs plus ou moins marqués, et, à un degré plus avancé, par des vomissements pituiteux ou biliaires le matin à jeun, comme aussi par une irrégularité très-grande dans les fonctions intestinales et des alternatives, véritables débâcles, de constipation et de diarrhée.

Ces notions, Messieurs, vous paraîtront sans doute plus médicales qu'hygiéniques. Qu'y a-t-il de plus hygiénique pourtant que l'étude des causes morbides? N'est-ce pas là le but de l'hygiène?

Faire de l'étiologie, c'est-à-dire étudier les causes des maladies, c'est faire la meilleure, la plus saine, la plus efficace de toutes les hygiènes.

Je serai bref sur les accidents nombreux qui résultent, non plus de l'ingestion, mais de l'absorption de l'alcool.

Laissez-moi d'abord vous faire remarquer qu'on n'a pas besoin d'être un ivrogne, permettez-moi cette expression vulgaire, pour être un alcoolique au sens propre du mot.

Tel individu, en effet, qui se soûle une fois par mois, je pourrais presque dire, suivant le conseil d'Hippocrate, *semel in mense*, est moins alcoolique que celui qui, *sans jamais se griser*, absorbe journellement et à plusieurs reprises de l'alcool sous forme d'apéritifs, de petits verres, de pousse-cafés, etc., en dehors, bien entendu, de sa ration habituelle de vin (1 litre en moyenne, de 6 à 8°).

Après ou en même temps que l'inflammation gastrique ou intestinale (gastro-entérite), on voit survenir des accidents du côté du foie : la jaunisse ou ictère, à la suite d'un excès de boisson, la cirrhose le plus souvent, cette maladie redoutable par ses conséquences et ses effets, et qui consiste à voir les éléments nobles du foie, les cellules hépatiques, disparaître étouffées par la prolifération de leur charpente, ou tissu conjonctif, qui les enlace et se substitue à elles, à un moment donné, en supprimant du même coup la fonction du foie, une des plus importantes de l'économie, ainsi que j'ai cherché à l'établir dans ma thèse pour le doctorat sur « le foie et l'urée. »

L'alcool, d'abord contenu dans les voies digestives, passe bientôt dans le foie, en raison des connexions vasculaires qui unissent cet organe à l'estomac et à l'intestin. Il y séjourne un certain temps, toujours à cause de la circulation spéciale à cet organe, dans lequel il finit à la longue par produire les désordres que je vous ai signalés. Mais, au sortir du foie, l'alcool se trouve dans la circulation générale, dans le sang lui-même, qui le porte au poumon, par lequel peut se dégager et s'éliminer une certaine quantité de vapeur alcoolique, à en juger par l'odeur spéciale qui est celle de la respiration dans ces conditions, et que le médecin reconnaît parfaitement. Ces faits sont excessivement communs.

Les cas qui sont beaucoup plus rares et que, pour mon compte personnel, je n'ai jamais observés, sont ceux où des alcooliques auraient pris feu au contact d'une allumette approchée de leur bouche au moment même où leurs tissus, l'air surtout qu'ils expiraient, étaient imprégnés et pour ainsi dire saturés de vapeurs alcooliques.

Si de semblables accidents, tardifs ou au contraire précoces, sont, Dieu merci, assez rares, il en est bien autrement de ceux qu'il me reste à vous signaler, et sur lesquels je désire attirer un instant votre attention.

L'alcool une fois dans le poumon, au lieu de s'éliminer en totalité ou même en grande partie par cet organe, reste, au contraire, en abondance dans la masse sanguine et est lancé par le cœur dans toutes les directions et dans tous les organes, qui pourtant en ressentent inégalement les effets.

C'est ainsi que les vaisseaux en général, sous l'influence de l'excitation alcoolique trop fréquente ou trop vive, subissent la dégénérescence graisseuse d'abord, l'athérome, la calcification ensuite (infiltration calcaire): de là une perte considérable d'élasticité dans leurs parois, leur dilatation, leur rupture facile, dans tous les cas une circulation bien viciée.

Les gros vaisseaux, l'aorte, le cœur lui-même, sont modifiés dans le même sens; il en résulte, pour les premiers, l'athérome, la dilatation, les anévrysmes et leurs funestes conséquences; pour le second, la dégénérescence graisseuse, l'angine de poitrine et bien d'autres lésions tout aussi importantes et pouvant produire la mort, souvent subite, toujours plus ou moins précoce.

Le système nerveux traduit souvent et bien vite les fâcheux effets de l'alcool, car c'est lui qui annonce l'existence de l'alcoolisme chronique.

J'ai déjà mentionné, comme accidents aigus de l'alcoolisme, l'ébriété, les accès épileptiformes, l'intoxication aiguë et l'asphyxie parfois mortelles; j'ai surtout en vue maintenant les accidents nerveux chroniques, parmi lesquels figurent le tremblement alcoolique et les nombreuses altérations du système nerveux périphérique (troubles oculaires en particulier) ou central (moelle épinière et principalement cerveau).

Les troubles de la vue sont assez communs chez les alcooliques. Ils sont aussi multiples que variés. Ils tiennent parfois à un simple trouble d'accommodation, c'est-à-dire que l'œil est incapable de s'adapter, comme à l'état normal, à la vue des objets aux diverses distances; ces troubles oculaires sont souvent liés à une altération du nerf optique lui-même, principalement dans sa partie terminale, la rétine, qui s'étale et s'épanouit au fond du globe oculaire pour y recevoir l'image des différents objets et transmettre au cerveau, par l'intermédiaire du nerf optique, les impressions visuelles. Cette altération de la rétine est connue en oculistique sous le nom de rétinite alcoolique. Enfin certains troubles oculaires peuvent être tributaires d'une lésion du rein, néphrite, résultant elle-même de l'alcoolisme. Je veux parler de la rétinite albuminurique.

Nous avons vu, en effet, l'alcool passer en grande quantité, après son absorption, du poumon, où il peut produire certaines inflammations habituellement chroniques (bronchite), dans le cœur et de là dans la circulation générale, c'est-à-dire dans tous les points de l'économie.

Faiblement éliminé par la surface pulmonaire ou respiratoire, ainsi que par la peau, l'alcool est principalement, pour ne pas dire exclusivement, éliminé par le rein et les urines. Nous avons déjà signalé un certain degré d'excitation ou d'éréthisme des organes génito-urinaires sous son influence.

Supposez que les doses ingérées soient ou trop abondantes ou trop fréquemment répétées ; supposez surtout que l'alcool ingurgité soit à un état de concentration trop grande, et aussitôt il vous sera facile de comprendre qu'à l'excitation favorable et légère primitive se substituera une excitation trop forte, un éréthisme morbide de ces organes, parfois même une véritable inflammation de la vessie (cystite), mais surtout des reins (néphrite). C'est cette dernière qui a pour effet immédiat l'albuminurie, c'est-à-dire le passage et la présence de l'albumine dans les urines, où on ne la rencontre *jamais* à l'état normal ; enfin du côté de l'œil, la rétinite albuminurique dont je vous ai parlé tout à l'heure.

Ai-je besoin, Messieurs, d'insister longuement sur les conséquences fâcheuses que peuvent avoir pour le soldat ces troubles oculaires ? Je ne le pense pas, et vous le comprenez vous-même bien facilement.

A côté de ces troubles de la vue (amblyopie), si graves par le degré d'intoxication chronique qu'ils dénotent, si graves surtout au point de vue militaire, qui nous concerne et nous intéresse tout spécialement, si graves pour le marin comme pour l'employé de chemin de fer, peuvent s'en ajouter bien d'autres encore. Ce sont des lésions oculaires intéressant non-seulement la rétine ou l'appareil d'accommodation, mais encore les milieux transparents de l'œil et en particulier le corps vitré. Il passe par moment devant les yeux des alcooliques chroniques des nuages, des mouches volantes, des étincelles brillantes et multiples (synchisis simple ou étincelant), que le malade croit voir réellement et qui ne sont visibles pourtant que de lui seul.

Ces désordres oculaires nombreux, ces sensations visuelles

multiples et fausses, conduisent bientôt, grâce au concours de lésions cérébrales de même ordre, l'alcoolique à l'hallucination et à la folie.

La folie alcoolique a été parfaitement étudiée par les médecins aliénistes, qui la reconnaissent et la distinguent des autres formes d'aliénation mentale tributaires d'une tout autre origine.

Sa curabilité est le plus souvent liée à celle, plus difficile peut-être à obtenir, des habitudes déplorables sous l'influence desquelles l'individu est devenu aliéné.

Enfin, Messieurs, même dans l'aliénation mentale d'origine alcoolique, M. Magnan, le célèbre aliéniste de nos jours, a distingué depuis longtemps une forme purement alcoolique d'une autre bien différente, à caractères particuliers, résultant de l'abus de l'absinthe.

A côté d'une folie alcoolique commune, M. Magnan a admis et établi l'existence d'une folie absinthique.

L'alcoolisme diffère essentiellement de l'absinthisme, avec lequel il a été longtemps confondu.

Les effets différents des divers alcools que nous avons indiqués plus haut seront sans aucun doute un jour pratiquement démontrés et cliniquement reconnus.

Rabuteau aura eu le mérite d'attirer l'attention sur ce point extrêmement important, sur lequel insiste de nos jours, avec l'autorité qu'il possède en thérapeutique, M. le docteur Dujardin-Beaumetz.

Enfin, chez un alcoolique non aliéné, on peut voir, le fait est vulgaire, éclater au cours d'une maladie aiguë, pneumonie par exemple, un délire tremblant (délirium tremens) d'une violence extrême. Le malade doit être garrotté dans son lit. Il ne se calme que sous l'influence de l'opium et de l'alcool, qui doit nécessairement faire partie intégrante du traitement, dont il constitue bien souvent l'élément le plus efficace et le plus actif.

La maladie aiguë ayant pour ainsi dire privé momentanément l'alcoolique de son excitant habituel et normal, son système nerveux se révolte et réclame impérieusement, malgré la fièvre, malgré la pneumonie, cet excitant qui lui est devenu indispensable et qui, nuisible dans tout autre cas relatif à cette maladie aigue, est ici au contraire *éminemment favorable*, souverainement puissant et très-efficacement curateur.

Les traumatismes ont aussi des conséqences funestes chez les individus atteints d'alcoolisme chronique, témoin ce fait, pour n'en citer qu'un seul : Mon collègue et ami Trifaud, pendant qu'il était chargé du service de chirurgie à l'hôpital de Constantine, a publié dans un savant Mémoire l'observation d'un Arabe qui avait reçu un coup de pied de cheval de peu de gravité à la jambe, et qui succomba en vingt-quatre heures, à la suite d'un phlegmon gangréneux.

Cet homme était alcoolique au dernier degré.

Pour terminer ce que j'avais à vous dire sur l'alcool considéré au point de vue hygiénique, il me reste encore à aborder, je ne l'ai point oublié, deux points extrêmement importants : je veux parler de la forme sous laquelle il doit être ingéré et du moment de la journée le plus favorable à son ingestion.

La question de forme se réduit à celle de concentration.

Le vin, le cidre, la bière, ont des effets fâcheux moins intenses et moins marqués que ceux de l'eau-de-vie, du cognac, du rhum par exemple.

Les diverses liqueurs alcooliques (chartreuse, etc.) comme les prétendus apéritifs (vermouth, amers), peuvent en quelque sorte, et à ce point de vue, servir d'intermédiaire aux précédents.

Si les effets généraux de l'alcool dépendent surtout de la dose prise dans les vingt-quatre heures, on peut dire que les effets locaux sont en rapport, au point de vue de leur intensité, avec le degré de concentration des diverses substances alcooliques ingérées.

Enfin l'alcool agit localement sur l'estomac, par exemple, non-seulement en l'irritant et en provoquant l'inflammation de sa muqueuse, mais encore, alors même qu'il augmente la sécrétion du suc gastrique, en coagulant la pepsine, principe actif de ce suc, ferment digestif sous l'influence duquel les aliments quaternaires azotés ou albuminoïdes se transforment en peptones, c'est-à-dire en substances albuminoïdes solubles, absorbables et assimilables.

Ces propriétés que ne possède pas l'albumine ordinaire, elle les acquiert par l'action du suc gastrique et surtout de la pepsine, qui la transforme en peptones en présence de l'acide chlorhydrique qu'il contient.

Non-seulement l'alcool précipite et coagule la pepsine dissoute dans le suc gastrique, mais il exerce la même influence sur les peptones dissoutes dans le contenu stomacal, ou chyme, aussitôt après leur formation. De là une gêne très-grande apportée à la digestion d'abord, à l'absorption ensuite, à la nutrition enfin.

C'est précisément cette influence fâcheuse de l'alcool sur l'estomac, sur sa sécrétion et sur la digestion gastrique, qui m'autorise à m'élever ici devant vous contre les effets réputés favorables des prétendus apéritifs, mais surtout contre l'usage de l'alcool concentré, soit avant, soit pendant, soit après le repas.

Autant l'alcool dilué est utile dans le voisinage de la digestion qu'il active, autant l'alcool concentré est préjudiciable et nuisible dans ces mêmes circonstances.

L'alcool à jeun est toujours, quelle que soit la forme sous laquelle il est ingéré, plus préjudiciable encore, surtout à l'état de concentration excessive. Il irrite ainsi très-violemment les divers tissus ou organes avec lesquels il entre en contact et détermine la plupart des effets nuisibles que nous lui avons précédemment reconnus.

De tout ce que nous vient d'apprendre l'étude de l'alcool considéré au point de vue hygiénique découlent naturellement les conclusions suivantes :

L'alcool de bonne qualité, pris à dose modérée et dans un état de dilution convenable, au voisinage des repas, jouit de propriétés éminemment favorables, qu'il exerce sur l'économie tout entière pour le plus grand bien de la santé générale.

Pris à jeun, à dose un peu forte ou à l'état de trop grande concentration, il est très-préjudiciable pour l'organisme, sur lequel il exerce dans ces conditions ses effets les plus désastreux.

Sa qualité précieuse d'aliment respiratoire le fait classer dans le groupe des moyens dits antidéperditeurs et lui a valu le nom de *médicament d'épargne.*

Par sa substitution aux substances organiques dont la combustion ne s'effectue pas, grâce à la sienne propre, on l'a comparé à la cendre jetée sur le feu, qu'elle conserve longtemps.

Enfin il faut tenir compte de l'origine de l'alcool employé, de son degré de concentration plus ou moins considérable, du moment de son ingestion et de la forme sous laquelle il est introduit dans l'économie.

S'il est extrêmement utile de se préoccuper de l'état de vacuité ou de replétion gastrique, ainsi que de l'habitude qui en rend la tolérance plus grande et l'intervention plus nécessaire à un moment donné, il n'est pas moins important de savoir qu'au point de vue spécial auquel je me suis placé, c'est-à-dire au point de vue militaire, l'alcool est souvent extrêmement utile. Il est appelé bien des fois à rendre les plus grands services.

Lorsqu'il faut lutter, en effet, contre les rigueurs du climat, qu'il s'agisse de chaleurs trop intenses, qui affaiblissent profondément l'organisme, ou de froids excessifs, qui activent considérablement les combustions, il est là toujours prêt à nous secourir.

Toujours dans les limites que nous avons précisées, nous avons le droit de compter sur lui.

Son action dans ces cas est bien plus utile que celle du thé ou du café, qui en constituent pourtant de très-précieux adjuvants.

Enfin, dans des circonstances plus difficiles encore que les précédentes, lorsque la fatigue, les privations, les émotions de la guerre, débilitent plus ou moins l'organisme du soldat et en atténuent les forces à un degré quelconque, l'alcool sagement administré le soutient, le fortifie et l'excite. Il accroît son abnégation née du patriotisme, augmente son agilité, ses forces, son courage et, bien souvent ainsi, assure la victoire.

161

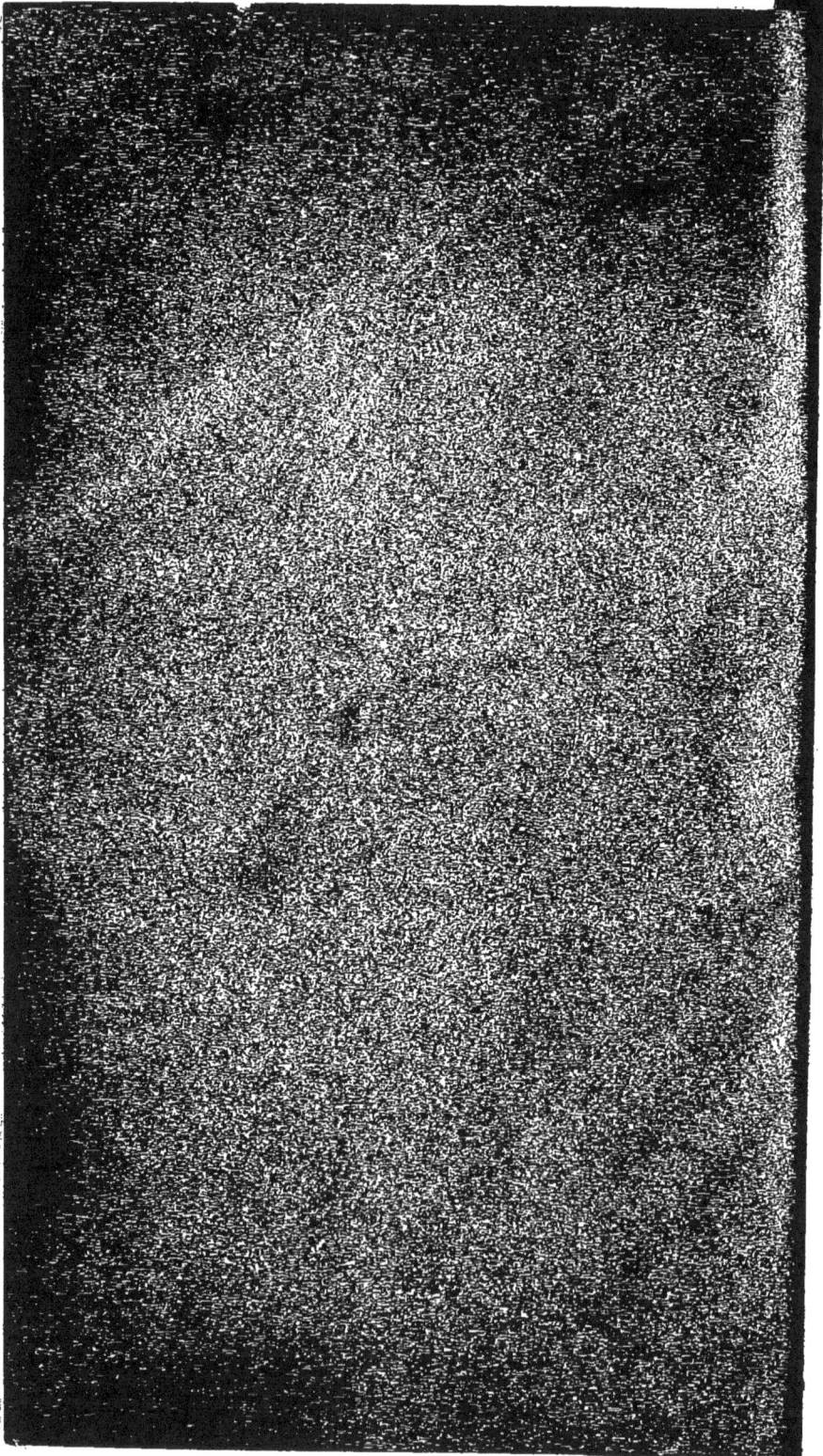